OBSERVATIONS

CRITIQUES

SUR LES PLANCHES D'ACCOUCHEMENS

DE M. LE DOCTEUR MAYGRIER.

Lettre Première.

PARIS,
IMPRIMERIE DE J. TASTU,
RUE DE VAUGIRARD, N° 36.

1824

OBSERVATIONS
CRITIQUES
SUR LES
PLANCHES D'ACCOUCHEMENS
DE M. LE DOCTEUR MAYGRIER.

OBSERVATIONS
CRITIQUES
SUR LES PLANCHES D'ACCOUCHEMENS
DE M. LE DOCTEUR MAYGRIER,

OU

LETTRES

ÉCRITES A CE SUJET

A Madame Eulal... Bay...,

ÉLÈVE SAGE-FEMME,

PAR UN ÉTUDIANT EN MÉDECINE.

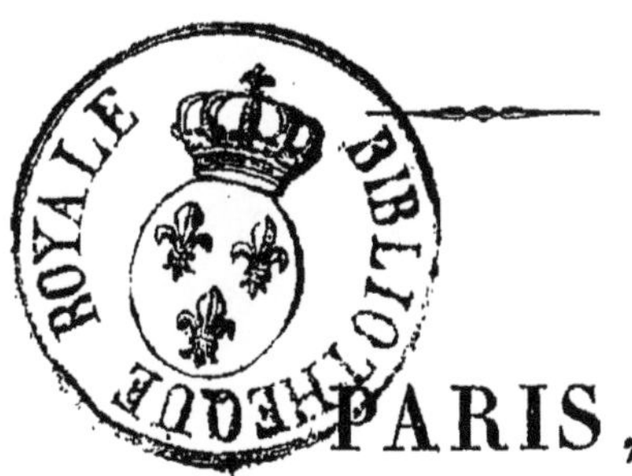

PARIS,
IMPRIMERIE DE J. TASTU,
RUE DE VAUGIRARD, N° 36.

1824

AVANT-PROPOS.

Une jeune dame, qui joint aux dispositions les plus heureuses un goût décidé pour l'étude des accouchemens, qu'elle est destinée à exercer avec beaucoup de distinction, m'avait souvent demandé des explications sur les planches qui composent la partie la plus remarquable des *Nouvelles Démonstrations d'accouchemens*, de M. le Docteur Maygrier. *Plusieurs particularités m'embarrassent*, me marquait-elle dans des lettres qu'elle m'écrivait à ce sujet, *et je serais charmée que vous eussiez la complaisance de les éclaircir; je désirerais même, si vos occupations pouvaient vous le permettre, que vous me fissiez une espèce de commentaire de ces planches que je trouve bien belles et que je crois très-instructives*. Je n'ai pas cru devoir résister à d'aussi pressantes sollicitations, et sans trop présumer ce que pourrait devenir un pareil travail, j'ai mis la plume à la main. Mais, par une suite de circonstances dont il est inutile de rendre compte ici, je me suis vu forcé de permettre que mes lettres fussent imprimées, afin, m'a-t-on dit, que les explications dans lesquelles je me proposais d'entrer devinssent d'une utilité plus générale. Je ne sais jusqu'à quel point de pareilles intentions seront remplies par la publication de ces lettres; mais enfin, puisqu'il a été décidé qu'elles seraient imprimées, j'ai cru devoir tracer l'ordre et la forme dans lesquels elles paraîtraient; en conséquence, il en sera publié une pour chaque livraison de l'ouvrage de M. le docteur Maygrier.

Chaque lettre sera à peu près d'une feuille d'impression, de manière à ce que l'ensemble puisse former un petit volume, qui sera délivré aux souscripteurs des *Nouvelles Démonstrations d'accouchemens* qui en feront la demande, pour le prix de 3 fr. 50 c., payables d'avance, chez Béchet jeune, libraire éditeur de l'ouvrage de M. le docteur Maygrier.

Les personnes qui souscriront pour ces lettres, les recevront à mesure qu'elles paraîtront, ou bien en totalité à la fin de leur publication. Le prix en sera le même : les non-souscripteurs les paieront 4 fr. 50 c.

OBSERVATIONS
CRITIQUES
SUR LES PLANCHES D'ACCOUCHEMENS
DE M. LE DOCTEUR MAYGRIER.

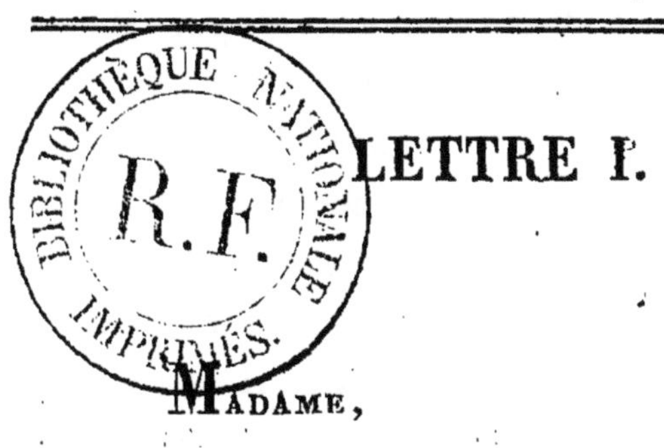

LETTRE I.

MADAME,

Vous me demandez des éclaircissemens sur les planches qui ornent les *Nouvelles Démonstrations d'accouchemens*, publiées par M. le docteur Maygrier. Vous désirez que j'entre à ce sujet dans des explications qui, fixant votre opinion sur leur mérite, puissent servir à vous diriger dans leur étude. Je ne sais jusqu'à quel point je dois souscrire à vos désirs; en m'engageant dans une pareille discussion, j'en redoute pour vous l'aridité; peu familiarisé, d'ailleurs, avec le style épistolaire, j'ai quelque raison de craindre la sévérité de votre jugement; mais vous m'avez imposé vous-même l'obligation de vous écrire sous cette forme, et vous avez trouvé piquant, quoique habitant la même ville et presque le même quartier, d'entretenir avec moi une correspondance sur les objets de vos études : cela suffit, j'obéis. Mais vous, Madame, qui unissez les grâces aux talens, qui, très-jeune encore, mais animée du vif désir de vous instruire, renoncez aux plaisirs de votre âge, pour vous livrer avec ardeur à l'étude d'une science longue et difficile ; aurez-vous le courage de surmonter les ennuis inséparables d'une lecture toute scientifique? Je crains bien que, rebutée par la sécheresse et l'uniformité du sujet, votre zèle ne se ralentisse et que vous n'abandonniez une carrière où tout vous promet des succès. Je compte cependant sur votre indulgence, et si, malgré mes efforts, je n'étais pas parvenu à satisfaire pleinement votre attente, l'empressement que j'aurais mis à vous obéir, serait au moins la preuve du désir que j'ai de vous être agréable.

L'art de rendre par la peinture l'image des objets dont on veut conserver le souvenir, date des temps les plus reculés. Mais cet art, fruit d'une imagination vive et brillante, ne fut d'abord appliqué qu'à représenter les formes d'un objet aimé, ou les plus riches productions de la nature, telles que les fleurs et les fruits ; ainsi que la poésie, la peinture vit de fictions, c'est là son plus bel apanage. Plus tard, joignant l'utile à l'agréable, l'homme s'en est servi pour aider sa mémoire, en multipliant à son gré les formes de certains corps, dont l'image fugitive aurait été perdue pour lui, sans le secours de la peinture. On ne peut se dissimuler que les sciences et les arts utiles lui doivent une grande partie des progrès qu'ils ont faits dans les temps modernes ; la peinture en effet, qui, dans son origine, semblait n'être destinée qu'à amuser l'esprit, à récréer l'imagination, est aussi le langage des yeux, puisque ce langage est entendu de tous les peuples, même les moins civilisés. Cette vérité est de tous les temps, de tous les lieux, et les auteurs qui en ont le mieux fait la remarque, sont aussi ceux qui en ont tiré le meilleur parti.

L'anatomie et la chirurgie sont, sans contredit, les sciences à qui le pinceau et la gravure aient été du plus grand secours pour représenter, d'une part les diverses parties du corps humain, dont il était impossible, à une certaine époque, de multiplier les préparations par le défaut de cadavres ; et de l'autre, les différens procédés opératoires, ainsi que tous les instrumens à l'aide desquels on les pratique. La médecine ne lui est pas moins redevable ; car comment conserver l'image fidèle, par exemple, de ces altérations de tissus, souvent désorganisés, putréfiés même peu de temps après l'ouverture d'un cadavre ? Comment saisirait-on par la pensée les diverses nuances et les teintes multipliées, que prennent certaines maladies cutanées dans leurs différentes périodes ? Comment enfin se rappellerait-on ces monstruosités, dont la nature est malheureusement trop prodigue, sans le secours de la peinture? Voilà sans doute ce qui a conduit quelques écrivains à penser qu'ils donneraient plus d'intérêt à leurs productions, en joignant l'exemple au précepte, et c'est aussi sur de pareilles considérations que chacun d'eux a cru rendre son ouvrage d'autant plus recommandable, qu'il se rendait plus intelligible, en multipliant par des gravures appropriées les moyens d'instruction.

Cette méthode ingénieuse, qui, tout en flattant les yeux, produit sur l'esprit des impressions plus durables, n'a jamais été mieux sentie et plus appréciée que de nos jours, surtout depuis que plusieurs célèbres professeurs de la faculté de médecine, et quelques médecins distingués ont donné un mérite de plus à leurs ouvrages, en y joignant des planches d'une grande beauté. Mais il faut avouer que, sous ce rapport, une des branches les plus importantes de l'art, celle des accouchemens, avait été bien négligée, et même est restée fort en arrière. Il suffit pour s'en convaincre de parcourir la série des ouvrages les plus estimés, publiés avec des planches; non pas que je veuille faire la critique des auteurs qui les ont composés, et, censeur imberbe, me faire le juge de leurs productions. Ce n'est pas là d'ailleurs la tâche que je me suis imposée, Madame, en vous écrivant. Sévère pour vous-même, très-indulgente pour les autres, vous me verriez avec peine, sans doute, m'engager dans une discussion polémique, toujours peu utile pour les progrès de l'art, et souvent très-nuisible pour le repos de son auteur.

Cependant on ne peut se dissimuler que les accouchemens attendaient depuis long-temps un ouvrage *ex professo*, dans lequel l'auteur devait surtout s'appliquer à rendre, par le secours du dessin et de la gravure, l'ensemble des objets dont se compose la science pratique des accouchemens; nous examinerons, Madame, jusqu'à quel point M. le docteur Maygrier a rempli cette tâche assez difficile. Comme il est le premier qui en a conçu l'idée, il n'a pas eu, je pense, la prétention d'avoir de suite atteint le but désiré. C'est ce que nous verrons d'ailleurs dans l'analyse de l'ouvrage qu'il publie et qui est l'objet spécial de notre correspondance.

Avant d'entrer en matière, permettez-moi, Madame, de vous faire connaître les auteurs qui ont précédé M. le docteur Maygrier, dans le travail qu'il a entrepris; cette espèce de revue que je vais faire passer sous vos yeux, vous offrira le double avantage de pouvoir suivre la marche lente, mais progressive cependant, de l'art des accouchemens dans ses progrès depuis deux cents ans environ, et de juger par vous-même quels sont de ces auteurs ceux qui ont eu le plus d'influence sur ces progrès. Dans mes recherches, je ne remonterai point jusqu'à la docte antiquité; malgré ses richesses dans presque toutes les branches des sciences et des arts, elle ne nous offre rien sur l'objet de vos études qui pût satisfaire votre curiosité. Il faut donc s'en tenir aux modernes, et Mauriceau sera le premier auteur dont je vous entretiendrai. Avant la publication du Traité des accouchemens de ce grand praticien, deux hommes très-célèbres dans les fastes de l'art, Ambroise Paré et Guillemeau, avaient aussi fait graver dans leurs ouvrages quelques planches relatives à l'art des accouchemens; mais ces planches, gravées sur bois et d'une exécution extrêmement défectueuse, ne pourraient qu'induire en erreur les personnes qui voudraient les prendre pour guides, et sous ce rapport on peut dire qu'elles sont plus nuisibles qu'utiles.

Mauriceau, qui florissait au commencement du siècle de Louis XIV, fut un des plus célèbres accoucheurs de son temps; il a composé sur la science des accouchemens un ouvrage, véritable monument de l'art, dont je vous conseillerai la lecture quand vous serez plus avancée dans vos études. C'est surtout dans la partie de son ouvrage où il traite des maladies des femmes, qu'il s'est élevé à des considérations d'une très-haute importance, et les préceptes qu'il donne à ce sujet ne peuvent appartenir qu'à un homme consommé dans son art.

Les planches qu'il a fait graver et qui se trouvent dans le premier volume de ses œuvres, forment, sans contredit, pour le temps où vivait Mauriceau, le recueil le plus complet qui existât alors. Mais ces planches ont été gravées sur bois, et l'exécution en est très-médiocre.

Cependant on pourrait encore les consulter pour l'exactitude et la vérité des détails ; il en est plusieurs surtout, au commencement du volume, qui sont assez intéressantes ; elles représentent l'ensemble des parties extérieures et intérieures de la génération de la femme, disposées d'une manière fort ingénieuse pour l'étude. Je ne sais jusqu'à quel point M. le docteur Maygrier a pu profiter du travail de Mauriceau, je trouve en effet beaucoup d'analogie entre ces dernières et celles de la troisième et de la quatrième livraison des *Nouvelles Démonstrations*. Mais on ne peut se dissimuler que celles de M. le docteur Maygrier ne l'emportent pour la précision des détails et surtout pour l'exécution.

Indépendamment des planches qui représentent les parties de la génération de la femme, Mauriceau a fait aussi graver celles de la brebis, dont je ne vois ni le but, ni l'utilité dans un ouvrage d'accouchemens. Quant à celles qui représentent les diverses positions du fœtus dans l'intérieur de la matrice, elles sont très-multipliées, d'une très-petite dimension, mais disposées sans ordre et sans aucune classification quelconque. Pour leur exécution, la vue n'en est point satisfaite et l'étude en est insignifiante. Comme vous le voyez, Madame, il résulte de ces observations que le véritable mérite de Mauriceau n'est point dans les planches dont son livre est parsemé, mais bien dans les excellens principes et les idées lumineuses dont il abonde.

Je ne vous parlerai point, Madame, de quelques auteurs contemporains de Mauriceau ou qui sont venus après lui, et qui, croyant qu'on ne pouvait rien ajouter au travail de ce grand maître, ne se sont point fait difficulté de copier servilement les planches qui se trouvent dans son ouvrage et de les placer ainsi, quoique très-imparfaites, dans ceux qu'ils ont publiés sur l'art des accouchemens; de ce nombre sont Peu, Dionis, Portal, etc., auteurs un peu surannés pour le siècle où nous vivons et que vous pourrez vous dispenser de lire, au moins pendant encore quelque temps, quoiqu'ils ne soient pas sans mérite.

Je cherche en vain, Madame, parmi les auteurs qui ont écrit sur l'art des accouchemens, depuis Mauriceau jusqu'à Deventer, c'est-à-dire pendant un espace de plus de quatre-vingts ans; je ne trouve rien qui puisse vous intéresser. Ce serait sans aucun fruit pour votre instruction que je ferais passer sous vos yeux une suite d'auteurs auxquels la science ne doit que de faibles témoignages de reconnaissance, et qui ne l'ont enrichie d'ailleurs que de quelques faits perdus souvent dans de volumineuses compilations, dont la lecture ne peut avoir d'attrait que pour des érudits de profession. Il existe bien un recueil de planches gravées sur cuivre, attribuées à un auteur peu connu, qui porte le nom de Jacob, et que je crois avoir été publiées avant l'ouvrage de Deventer; mais ces planches qui sont d'une très-petite dimension, quoique assez exactes cependant, surtout pour ce qui concerne le fœtus, dont elles font bien connaître le développement, ne peuvent être d'aucune utilité pour l'étude.

Vous voyez, Madame, que jusqu'ici la science que vous vous proposez d'étudier n'est pas extrêmement riche sous le rapport de l'exécution des planches, auxquelles cependant les auteurs qui en ont fait usage, attachaient un grand prix, persuadés qu'elles pouvaient être d'un grand secours pour les progrès de l'art qu'ils professaient.

Je suis très-convaincu que c'est aux faibles progrès de la gravure à l'époque où parurent les ouvrages d'accouchemens dont je viens de vous entretenir, Madame, et surtout au défaut de connaissances en anatomie, qui ne fut cultivée en France avec quelque succès qu'à la fin du grand siècle de Louis XIV, que l'on doit la médiocrité d'exécution des planches qu'on y trouve. La science des accouchemens elle-même, qui devait tant à Mauriceau, resta muette, pour ainsi dire, entre les mains de ses successeurs, qui, tout en le copiant, ne parvinrent cependant pas à l'égaler. Étonnée de cet aveu, vous pourriez peut-être me demander, Madame, pourquoi cette marche en quelque sorte rétrograde dans une science qui, par les faits nouveaux dont elle s'enrichit chaque jour, devrait au contraire avancer de progrès en progrès.

Vous auriez parfaitement raison, Madame, si tous les hommes qui s'occupent d'une science quelconque, également doués des mêmes facultés, joignaient à de grandes connaissances la même richesse d'imagination. Or, Mauriceau dont je ne puis trop vous vanter le rare mérite, fut un homme de génie, et ses successeurs praticiens habiles, il est vrai, mais bien loin de leur modèle, ne firent faire aucun progrès à la science, qui resta stationnaire entre leurs mains.

Je termine ici, Madame, cette lettre un peu trop longue peut-être. Je vous prie cependant de me marquer quel effet elle a produit sur votre esprit. Je ne sais si je m'abuse, mais je crains, je vous l'avoue, que les détails qu'elle renferme ne vous aient paru bien fastidieux. Ne vous découragez pas cependant; vous voilà entrée dans le sanctuaire des sciences: avec la rare intelligence dont vous êtes douée, vous pourriez sans peine en parcourir la vaste enceinte; mais votre choix s'est fixé sur les accouchemens, et puisque, dans cette étude qui vous plaît, vous permettez que je sois votre guide, croyez que j'emploierai tous mes soins à vous la rendre aussi facile qu'intéressante.

Agréez, Madame..........

www.ingramcontent.com/pod-product-compliance
Ingram Content Group UK Ltd.
Pitfield, Milton Keynes, MK11 3LW, UK
UKHW012133240726
13965UKWH00005B/2151